QUELQUES CONSIDÉRATIONS

SUR LES

FRACTURES DU LARYNX

Consécutives à la Strangulation et à la Pendaison

A. PARENT, imprimeur de la Faculté de Médecine, rue M[illegible]-le-Prince, 31.

QUELQUES CONSIDÉRATIONS

SUR LES

FRACTURES DU LARYNX

CONSÉCUTIVES

A la Strangulation et à la Pendaison

PAR

G. CHAILLOUX,
Docteur en médecine de la Faculté de Paris.

PARIS
... PARENT, IMPRIMEUR DE LA FACULTÉ DE MÉDECINE
31, RUE MONSIEUR-LE-PRINCE. 31,

1874

QUELQUES CONSIDÉRATIONS

SUR LES

FRACTURES DU LARYNX

CONSÉCUTIVES

A LA STRANGULATION ET A LA PENDAISON

INTRODUCTION.

J'ai eu l'occasion d'observer l'année dernière, à l'hôpital Cochin, un cas de fracture du larynx suite de pendaison. Ce fait me frappa vivement, et les remarques que M. le Dr Després nous fit à ce sujet m'engagèrent à recueillir les quelques observations qui se trouvent éparses dans différents recueils et dans un petit nombre de monographies.

Je suis arrivé à rassembler un nombre d'observations relativement considérable eu égard à la rareté des faits semblables ; c'est avec cet ensemble que j'ai l'intention d'étudier surtout les fractures du larynx au point de vue de la pendaison et de la strangulation.

Les différents auteurs qui se sont occupés de la question n'ont encore traité jusqu'à présent que les fractures du larynx en général. Ce travail eût peut-être été, pour un homme déjà versé depuis longtemps dans l'étude de la médecine légale, la source de déductions très-intéressantes pour les légistes. Mais, je l'avoue, en présence de la rareté des faits, du peu d'opinions émises jusqu'à ce jour, je n'ai pas osé aborder des questions aussi importantes. Je me bornerai à tirer les quelques conclusions qui m'ont semblé ressortir d'une façon plus saisissante de l'ensemble de mon travail.

La thèse si justement estimée de M. Cavasse, le travail de M. E. Fredet; les observations de M. Langlet et la discussion qui prit naissance à la Société anatomique, lors de la présentation des pièces qui en furent le sujet; le travail intéressant de M. le Dr Hénocque dans la Gazette hebdomadaire (1868), et surtout les excellents conseils de M. le Dr Desprès, m'ont grandement facilité la mise à exécution de ce projet.

J'ai divisé cette thèse en deux parties. Dans une première partie, j'ai rapporté les observations qui sont la base de mon travail; dans la seconde, j'ai consigné les quelques remarques, au point de vue du mécanisme, de l'étiologie et des symptômes, que j'ai considérées ou comme plus importantes, ou comme s'appropriant mieux au but spécial que je me proposais.

PREMIÈRE PARTIE

Observations.

OBSERVATION I. (Morgagni, De sedibus et causis, Epist. 19, n° 14.)

Dans ce passage, Morgagni dit qu'il a vu quelquefois le larynx rompu par la pendaison ; il cite Colombus qui a également observé des ruptures de cartilages chez les pendus, et enfin il fait observer la justesse de l'expression de Salluste qui dit : « Le gosier est brisé par la corde. » (1)

OBS. II. (Valsalva et Morgagni, De sedibus et causis, Epist. 19, n° 13.)

Un homme avait été pendu ; il avait les muscles sterno-thyroïdiens et hyo-thyroïdiens déchirés, de sorte qu'il ne restait à leur place, autour du cartilage cricoïde, qu'une substance membraneuse; de plus ce cartilage même était rompu (2).

OBS. III. (Weiss, Comm. litt., ann. 1745, hebd. 24, I sub n° 27.)

Chez un soldat qui s'était pendu, le cartilage cricoïde était brisé en plusieurs petits fragments, et détaché de

(1) Thèse Cavassé. Essai sur les fractures traumatiques des cartilages du larynx, Paris, 1859, p. 20.

(2) Id., loc. cit., p. 19.

la trachée; une assez grande quantité de sang s'écoula d'un côté par la bouche et par les narines, et descendit de l'autre dans les bronches (1).

OBS. IV. (Remer, Matériaux pour l'examen médico-légal de la mort par strangulation. Annales d'hygiène, t. IV, p. 171.)

En parlant de l'empreinte que laisse la corde sur le cou des pendus, Remer dit : « Chez 7 sur 47, elle étoit visible sur le larynx même, qui chez un d'eux avait été fracturé. »

OBS. V.

Cazauvieilh (*Du suicide et de l'aliénation mentale* ; Paris, 1840) cite également l'exemple d'une fracture du cartilage cricoïde, chez un pendu.

OBS. VI. (Marjolin, Cours de path. chirurg., p. 396.)

« Le cartilage thyroïde, chez des sujets avancés en âge, offre une texture analogue à celle du tissu osseux, et il peut être fracturé ; en voici une preuve. Deux femmes qui se trouvaient à l'hôpital s'étant prises de querelle, l'une d'elles saisit son antagoniste à la gorge et la serra si fort qu'elle brisa le cartilage thyroïde depuis sa partie supérieure jusqu'à sa partie inférieure. Vous concevez qu'il ne fut pas très-difficile de constater la fracture, qu'il n'y avait aucun appareil contentif à appliquer. Du silence, un bon régime, une petite saignée, et la guérison fut parfaite. »

(1) Id., loc. cit., p. 19.

Obs. VII.—Fracture du cartilage thyroïde opérée au moyen de la pression digitale. (Par M. Ladoz, Annales et bulletins de la Société médicale de Gand et Gazette hebdomadaire, 1839.)

Dans cette observation, reproduite par Malgaigne, puis par Cavasse et E. Fredet, il s'agit d'un homme de 37 ans, chez lequel le cartilage thyroïde présentait une ossification très-avancée.

« Indépendamment d'autres lésions visibles à l'extérieur du corps, dit M. Ladoz, l'examen du cou nous fit découvrir à la peau de cette région diverses écorchures et de légères contusions disposées de telle manière que nous n'hésitâmes pas à les attribuer à la pression des doigts et des ongles, et à regarder cet ensemble de lésions extérieures comme provenant indubitablement de l'étreinte qu'une main vigoureuse avait fait subir au cou de la victime. Aucune trace susceptible d'être attribuée au large lien que nous venions d'enlever n'était visible. La dissection des téguments du cou nous confirma dans notre manière de voir et nous fit découvrir une fracture du cartilage thyroïde. Cette fracture, à bords inégaux, ayant presque la forme d'un S, était de la longueur de 15 millimètres et s'étendait depuis quelques lignes au-dessous du bord supérieur de la partie droite du cartilage, jusqu'à sa partie inférieure, et depuis l'angle saillant formé par ses parties droite et gauche, jusqu'à l'union des deux tiers postérieurs de la partie droite avec son tiers antérieur.

« A l'intérieur du larynx et de la trachée-artère, nous avons trouvé une assez grande quantité de mucosité sanguinolente et écumeuse. »

Obs. VIII. — Fracture du larynx, suite de strangulation. (Rapport de M. Rousset, professeur à l'Ecole de médecine de Montpellier, devant la Cour d'assises des Bouches-du-Rhône, le 12 août 1843, Gazette des tribunaux, 18 août 1843.)

Le 21 juin 1843, Marie R..., 26 ans, est trouvée morte dans son lit; au moment de l'ensevelir, on aperçoit des ecchymoses à la partie latérale gauche du cou. Le caractère de cette jeune fille, le dégoût pour la vie qu'elle avait quelquefois témoigné, font croire d'abord qu'elle s'était pendue, et que son père, pour éviter à sa famille le scandale d'un suicide, l'a recouchée dans son lit. Un examen plus attentif fait bientôt reconnaître que les traces de violence sont bornées à une seule région du cou, qu'il n'y a pas eu de lien circulaire, que ces traces ne sont pas celles de la suspension. Les deux grandes cornes de l'os hyoïde avaient une mobilité remarquable, surtout la droite, qui était repliée sur le corps de l'os de manière à faire avec lui un angle droit; le cartilage thyroïde, au lieu de former, comme à l'ordinaire, un angle saillant en avant, était aplati de manière à rester presque immédiatement appliqué contre les parois postérieures du larynx; la membrane crico-thyroïdienne était intacte, ainsi que le prolongement fibreux qu'elle envoie sur le cartilage cricoïde; mais on sentait, en promenant le doigt, que ce cartilage était rompu à sa partie moyenne : au lieu de former un arc, il présentait un angle rentrant produit par le reploiement en arrière des deux extrémités fracturées. En somme, le larynx avait toutes ses parties ou déviées, ou affaissées, ou fracturées, comme elles auraient pu l'être par une compression énergique et prolongée pendant plusieurs minutes.

Obs. IX. — Fracture du larynx. (Note communiquée par M. le Dr Piedagnel, médecin de l'Hôtel-Dieu, à M. Cavasse, Thèse citée.)

Un homme d'une trentaine d'années se présenta dans mon service à l'hôpital de la Pitié. Grand, maigre, il toussait depuis un mois. En examinant sa poitrine, je ne reconnus qu'une bronchite chronique ; cependant il avait quelque chose dans la voix qui me fit penser à des tubercules que je ne pus constater.

Son larynx était volumineux, sa voix était naturelle ; mais, si l'on faisait parler longtemps le malade, tout à coup il prenait un ton grave très-remarquable, qui cessait avec la parole pour se reproduire bientôt.

En examinant l'extérieur du larynx, en le prenant entre les doigts, je fus frappé de sa mobilité, de la facilité avec laquelle on modifiait sa forme ; en serrant un peu, les deux côtés du cartilage thyroïde se rapprochaient, et à tel point que le larynx perdait entre mes doigts à peu près un tiers de son diamètre transversal vers la partie supérieure.

En passant le doigt en avant de l'organe, on sentait sur la partie médiane une ligne saillante d'à peu près un millimètre ; mais à un centimètre environ du bord supérieur, cette ligne se déviait à gauche et se terminait au bord supérieur du larynx.

Alors le malade me dit que, huit jours auparavant, dans une rixe, il avait été pris à la gorge par une main vigoureuse.

Je pensai avoir à traiter une fracture longitudinale du cartilage thyroïde, sur la ligne médiane en bas, et latéralement en haut, la ligne saillante ne devant être autre chose qu'un cal provisoire.

Je n'y fis rien ; cette affection ne dérangea pas la santé du malade ; la toux diminua, et il sortit avec sa fracture qui dut se consolider sans traitement.

Obs. X.

Nous trouvons dans la thèse de Cavasse et dans le travail de E. Fredet une observation curieuse de fracture du larynx, qui appartient à M. Martin-Damourette et qu'il a l'habitude de répéter à ses leçons. Nous la reproduisons d'après E. Fredet (1).

Une vieille dame riche et avare maltraitait souvent sa jeune servante. Un jour cette jeune fille, poussée à bout, prit sa maîtresse à la gorge et la jeta par terre. Effrayée de cette chute, elle lâcha prise immédiatement : la vieille dame était morte. A l'autopsie, on trouva une fracture du cartilage thyroïde, produite par la pression des doigts. Cette lésion avait fait conclure, par le rapporteur, à la présence d'un complice. L'amant de la jeune fille fut soupçonné, incriminé, il ne dut son salut qu'à un alibi bien prouvé. La domestique seule était coupable, seule elle avait produit la fracture du cartilage thyroïde.

Obs. XI. — Observation de fracture du larynx. (Service de M. Lucas, Bicêtre, recueillie par M. Langlet, interne des hôpitaux.) (2).

P..., âgé de 36 ans, entre le 24 octobre 1866 à Bicêtre, atteint d'alcoolisme chronique. Son état d'agitation exige qu'on lui mette la camisole. Il avait déjà eu la camisole hors de l'hôpital. Il présente au cou quelques

(1) E. Fredet. Quelques considérations sur les fractures traumatiques du larynx et de leur traitement, Paris, 1868.

(2) Bulletins Société anatomique, décembre 1866.

écorchures qui paraissent sans importance. A la palpation du cou d'ailleurs, on ne retrouve ni crépitation, ni mobilité qui attire l'attention.

La voix n'est pas éteinte; le malade crie beaucoup, sauf dans les derniers jours de sa maladie, très-peu et d'une voix éteinte. Il rend des crachats purulents, noirâtres et fétides, qui font penser un instant à une affection pulmonaire que ne confirme pas l'examen du thorax.

Mort le 31 octobre 1866.

Autopsie le 2 novembre. — Outre les lésions de l'alcoolisme du côté du cerveau (congestion et épaississement des méninges), du poumon (congestion très-intense), du foie (état graisseux commençant), de l'estomac (vascularisation énorme), on trouve à la région cervicale, après dissection de la peau et des muscles superficiels situés au devant du larynx, une collection purulente légère comprise entre les muscles crico-thyroïdiens et le cartilage thyroïde. Au fond de cette collection, le cartilage présente une fracture sur laquelle nous allons revenir, et le pus communique, par la fente de la fracture, avec la partie postérieure de la même fracture, et enfin avec la cavité laryngienne elle-même par un orifice de 5 millimètres de diamètre que présente la muqueuse perforée; ce qui rend compte des crachats purulents et fétides cités plus haut. Il n'y a pas d'ecchymoses, pas d'emphysème.

La fracture partant de l'échancrure médiane du bord supérieur est d'abord verticale en se dirigeant en bas, puis elle s'incline à gauche pour venir se terminer à 3 millimètres et demi de la ligne médiane, au niveau du bord inférieur. Les bords de la solution de continuité baignent dans le pus, et sont dépouillés de leur périchondre dans l'étendue de 2 millimètres. Le cartilage de ce sujet présente quelques parties ossifiées, ce sont :

1° Les deux bords postérieurs, y compris leurs cornes.

2° Le bord inférieur dans une épaisseur très-peu considérable, sauf sur la ligne médiane, où s'élève un triangle d'ossification, qui remonte presque jusqu'à moitié de la hauteur de la ligne médiane. De chaque côté de cette échancrure, dans l'épaisseur de chacune des lames droite et gauche, deux petits points d'ossification.

Or la fracture siégeait dans la portion cartilagineuse, sauf en deux points :

1° Au sommet du triangle d'ossification qu'elle effleurait; 2° au niveau du bord inférieur à la ligne d'ossification transversale, qu'elle traversait fortement puisque la fracture était complète. La corne gauche légèrement ossifiée était aussi fracturée.

Le cartilage cricoïde ne présentait rien; l'os hyoïde non plus.

Le mécanisme de cette fracture a été évidemment un traumatisme sur la région antérieure du cou, soit par le fait d'une main brutalement imposée sur le cou contre l'agitation du malade.

Obs. XII. — Fracture du larynx. — Strangulation. (Service de M. Lucas, Bicêtre, recueillie par M. Langlet, interne des hôpitaux.) (1).

Le nommé P..., 38 ans, paralysie générale, entré à Bicêtre le 30 juillet 1866. Très-agité, il a subi vers la fin

(1) Bull. Soc. anatom., 1866, loc. cit.

d'octobre des mauvais traitements de la part d'un infirmier, traitements qui avaient nécessité le renvoi de cet infirmier. Traces de contusions sur le thorax; fractures de côtes, constatées plus tard.

11 novembre. — Camisole de force depuis quelques jours en raison de son état d'agitation; entraves aux jambes, pour qu'il ne puisse pas sortir de son lit.

Ce jour-là, vers cinq heures du soir, un infirmier le trouva dans l'état suivant : les jambes étaient libres des entraves, qui s'étaient brisées, et le corps du malade était hors du lit, la face antérieure tournée vers le sol, le cou appuyé sur le bord supérieur de la camisole, en sorte que le poids de tout le corps à peu près augmentait la pression de la camisole sur le cou. On le retire; il meurt une heure après. Avant de faire l'autopsie, on constate (13 novembre) un sillon demi-circulaire siégeant à la partie antérieure du cou. Ce sillon ne présente pas une grande profondeur, mais sa coloration est brunâtre, situé au niveau du cartilage thyroïde. A la palpation du cou, on sent une crépitation manifeste; il n'y a pas de mobilité anormale très-notable. Dans la dissection, on ne trouve dans les parties molles, ni ecchymoses, ni épanchements sanguins dans les muscles et pas de gonflement.

Le squelette seul est atteint et présente : 1° Une fracture verticale du cartilage thyroïde, situé sur la ligne médiane. Le périchondre à ce niveau est conservé et adhérent; il n'y a pas de déplacement, pas beaucoup de mobilité, pas d'ecchymoses sous-muqueuses.

2° Une fracture de l'extrémité de chacune des cornes supérieures ossifiées; c'est à ce niveau vraisemblablement que se produisait la crépitation.

3° Le cartilage cricoïde est fracturé au point de jonction de l'extrémité droite de l'arc antérieur avec la masse latérale droite. A ce niveau, il y a une petite ecchymose au foyer de la fracture.

L'ossification du cartilage cricoïde était très-avancée en arrière; mais en avant et en particulier au niveau de la fracture, il n'y avait d'ossification que sur le bord supérieur de l'arc antérieur dans l'épaisseur de 1 millimètre et demi à 2 millimètres. Quant à l'ossification du cartilage thyroïde, elle était très-avancée et existait principalement dans les bords postérieurs, y compris les cornes, dans tout le tiers inférieur du cartilage avec un prolongement en haut sur la ligne médiane; et dans chaque partie latérale, un autre prolongement se dirigeant aussi vers le bord supérieur du cartilage; sa fracture siégeait donc en partie dans la portion cartilagineuse (le tiers supérieur), en partie dans la portion osseuse (deux tiers inférieurs). Conjointement à ces lésions, on trouve des fractures de côtes multiples.

Obs. XIII. — Fracture du larynx. (Service de M. Lucas, à Bicêtre, observation recueillie par M. Langlet, interne des hôpitaux.) (1).

Le nommé N....., lypémaniaque, âgé de 28 ans, entre à Bicêtre le 10 juillet, vient d'une maison de santé, où il paraît avoir été maltraité, car il porte sur le corps, et principalement sur les jambes, des ecchymoses.

Le malade n'a présenté, du côté du larynx, aucun signe d'altération; ne parlant pas, il n'a manifesté aucune douleur. La voix, qui n'a été entendue qu'un

(1) Bull. Soc. anatom., 1866, loc. cit.

seul jour, n'était pas altérée ce jour-là. A Bicêtre, soigné et surveillé de très-près, il n'a pas dû être victime de mauvais traitements. On ne sait pas s'il a tenté de se suicider primitivement. Toujours est-il que pendant son séjour, refusant toute nourriture, il se laisserait mourir de faim si on ne le sondait pas par l'œsophage. Il n'avait pas la camisole.

Mort de péritonite par perforation intestinale le 15 octobre 1866.

Autopsie, le 16 octobre. Larynx : Os hyoïde, rien; cartilage thyroïde, rien.

Le cartilage cricoïde présente une fracture double de son arc antérieur, siégeant au niveau de chaque extrémité de cet arc. Le fragment médian est enfoncé entre les fragments latéraux. Il n'y a pas de déchirure de la muqueuse laryngienne. Il n'y a pas d'ecchymoses, même au niveau de la fracture. En même temps que le fragment median est un peu trop enfoncé, les fragments latéraux paraissent un peu portés en dehors; cette disposition, visible surtout d'un côté, paraît tenir à l'action du muscle crico-thyroïdien agissant par la portion externe, disposition restée visible après la mort. La coupe des fragments est cartilagineuse.

L'état d'ossification dans les cartilages était peu avancé. Le cartilage thyroïde n'est pas ossifié du tout sur la ligne médiane. Il ne présente d'ossification qu'au niveau de son bord postérieur et que sur les deux tiers postérieurs du bord inférieur. Cette absence d'ossification sur la ligne médiane explique assez bien l'absence de fracture à ce niveau, en supposant que le traumatisme ait correspondu à ce point. Il n'y a pas non plus d'ossification aux deux extrémités du fragment moyen du cartilage cricoïde.

Le sujet d'ailleurs n'avait que 28 ans. Aucun travail de consolidation, ce qui est bon à noter, surtout si, ce qui est très-probable, la fracture datait de l'entrée du malade, c'est-à-dire de trois mois.

Obs. XIV. — Triple fracture du cartilage cricoïde produite par la pression des doigts. — Mort subite survenue dans un mouvement brusque du blessé (1).

Le 5 avril dernier, dans une querelle, le sieur L...., âgé de 30 ans, fut saisi par un de ses adversaires fort et vigoureux qui, après l'avoir terrassé, lui tint pendant quelques instants la main appuyée sur la partie antérieure du cou. Voyant que L.... ne se relevait pas, qu'il se débattait sans pouvoir prononcer une parole, que son visage était injecté, les spectateurs de la lutte transportèrent le blessé à son domicile situé à quelques kilomètres du lieu du combat.

Le 6 avril, M. le Dr Gagnon fut appelé près du malade, et constata les phénomènes suivants :

L..... était en proie à une dyspnée extrême ; la face était cyanosée ; sur les parties latérales du cou, au niveau du bord interne du sterno-mastoïdien à sa partie moyenne, en un point correspondant à la portion inférieure du larynx, il existait des ecchymoses légères plus prononcées du côté droit.

La partie antérieure du cou, jusque sur la région présternale, le tissu cellulaire sous-cutané étaient infiltré d'air. Une légère pression exercée avec les doigts sur cette partie faisait percevoir la crépitation de l'em-

(1) E. Fredet. Loc. cit, p. 5.

physème. On ne sentait pas de craquements, ni le choc caractéristique de deux surfaces fracturées.

On prescrivit les applications répétées de sangsues ; sous l'influence de l'émission sanguine, le gonflement de cette région avait à peu près complètement disparu, la respiration était moins gênée, le malade qui, depuis l'accident n'avait pu articuler aucun son, commençait à la visite du 7 avril au soir à se faire comprendre. Il était dès lors permis de concevoir quelques espérances sur l'issue favorable de l'affection, et de différer l'opération de la trachéotomie à laquelle on avait d'abord songé, lorsque, dans la nuit du 7 au 8 avril, le malade, après avoir satisfait un besoin et voulant remonter dans son lit, mourut subitement.

L'autopsie est pratiquée le 10 avril à l'Hôtel-Dieu de Clermont.

En disséquant la région sus et sous-hyoïdienne, on ne constate aucun épanchement de sang. — Le corps thyroïde est normal, mais le muscle thyro-hyoïdien du côté droit est infiltré de sang. Le larynx est enlevé par une double section : l'une est pratiquée à la base de la langue, l'autre comprenant une portion de la trachée-artère. Après une dissection minutieuse, on constate une triple fracture du cartilage cricoïde. La première et la plus considérable siége en arrière et sur la partie moyenne du cartilage ; elle est verticale, à bords tellement nets, qu'on croirait qu'elle a été faite par un instrument tranchant; elle occupe toute l'étendue du cartilage, et rejoint la section faite avec les ciseaux à la partie postérieure de la trachée.

Les deux autres fractures existent à droite et à gauche, en avant et sur les parties latérales du cartilage, elles sont obliques de haut en bas et d'avant en arrière, avec dépression en avant de chaque côté produite par le chevauchement du fragment postérieur.

Le cartilage arythénoïde gauche offre une luxation incomplète ; il est sur un plan plus antérieur que le bord postérieur du cartilage cricoïde. Le muscle arythénoïdien transverse est infiltré d'une sérosité sanguinolente.

L'examen de la surface interne du larynx permet de constater un œdème très-considérable de la glotte, des ligaments aryténo-épiglottiques, des cordes vocales, de l'épiglotte. Le ventricule gauche du larynx est complètement effacé, et toute la muqueuse laryngienne est fortement injectée.

A l'ouverture de la poitrine, les poumons offrent une coloration violacée, et de nombreuses ecchymoses sous-pleurales. La crépitation de la partie inférieure des poumons est peu sensible. Les incisions pratiquées dans le parenchyme pulmonaire laissent écouler une grande quantité de sang très-noir.

Au cœur, aucune lésion ; les cavités sont vides de sang.

Le foie est très-hypertrophié et fortement congestionné; écoulement considérable de sang noir à la coupe.

La mort survenue brusquement chez L.... paraît être le résultat d'un déplacement subit d'un fragment du cartilage cricoïde et de l'arythénoïde correspondant, qui dans le mouvement fait par le malade a chevauché sur l'autre et, en mettant tout à coup obstacle au libre passage de l'air atmosphérique, a déterminé la mort par asphyxie.

Je dois à l'obligeance de mon excellent ami M. Chevalier, interne des hôpitaux, l'observation suivante recueillie sur un malade que j'ai moi-même étudié dans le service de M. le Dr Desprès.

Obs. XV. (Service de M. le Dr Desprès à l'hôpital Cochin.) — Suicide par pendaison. — Fracture du cartilage cricoïde. — Rupture de la membrane crico-thyroïdienne. — Emphysème consécutif. (Observation recueillie par M. Chevalier, interne des hôpitaux.) (1).

S...., 58 ans, entré à l'hôpital Cochin le 12 mai 1873.

Cet homme est atteint du délire des persécutions. Des renseignements que le malade a pu nous donner lui-même, et de ceux que nous avons recueillis à d'autres sources, il résulte que la veille, dimanche 11 mai, S..... a tenté de se suicider par pendaison. Le lien constricteur étant trop faible s'était rompu, et notre malade, après avoir perdu connaissance pendant quelques instants, se relève, et, toujours dans la même journée, il avale un verre d'eau dans lequel il avait fait infuser deux boîtes d'allumettes de dix centimes. Sensation vague de brulûre au moment du passage, raconte-t-il.

Immédiatement après, s'armant d'un rasoir, il se coupe la verge au niveau du scrotum. Hémorrhagie consécutive qui dure de deux à trois heures, et dans laquelle le malade perd presque un litre de sang.

L'hémorrhagie s'arrête seule.

Le lendemain 12 mai, le malade est reçu à l'hôpital.

Visage hébété; réponses lentes et incertaines. S..... témoigne quelques regrets des actes qu'il a commis la veille. Le pouls est lent. La plaie de la verge ne saigne

(1) Cette observation a été lue à la Société anatomique par M. Desprès, qui a présenté les pièces à l'appui. Bulletins Soc. anat., 1873, p. 423.

plus ; les lambeaux en sont très-irrégulièrement taillés.

Sensation vague de brulûre à l'épigastre ; quelques nausées. Malaise général.

Au cou, il existe une rainure qui correspond au tiers inférieur du cartilage thyroïde, au niveau de laquelle le derme est légèrement ulcéré. Sur les parties latérales, au niveau des cartilages thyroïde et cricoïde, on trouve un peu d'emphysème, que les efforts de toux et d'expiration rendent plus manifeste, surtout si l'on ferme la bouche et les narines du malade. — Bien qu'il soit impossible de constater la moindre mobilité anormale ni crépitation, M. le Dr Desprès diagnostique une fracture de l'un des cartilages du larynx, d'après la présence seule de l'emphysème.

Prescription : Régime lacté : deux potions à l'eau de chaux et au carbonate de magnésie ; compresses d'eau froide sur la plaie de la verge.

Dans la crainte de nouvelles tentatives de suicide, on recommande aux gens de service une surveillance exacte.

Le 13 mai. Fièvre légère, teinte subictérique de la peau et des conjonctives ; douleur obtuse à la région hypogastrique ; dégoût pour les aliments. Du côté de la plaie de la verge, pas de nouvelle hémorrhagie.

L'emphysème a fait des progrès ; il envahit toutes les parties latérales du cou, le tissu cellulaire sous-cutané des parois thoraciques au niveau du sternum, des grands pectoraux, et descend jusqu'au niveau de la septième côte.

Il existe, en outre, un peu de laryngite marquée par de l'enrouement et une toux sèche.

Les jours suivants, disparition de la teinte ictérique ;

le malade commence à manger et se lève. La crépitation de l'emphysème persiste encore, mais on la perçoit chaque jour dans une étendue moins considérable.

Le 19 mai. Il n'existe plus qu'à la partie supérieure du sternum, des grands pectoraux, et sur les parties latérales du cou.

Le 22 mai. On perçoit encore les signes de l'emphysème dans une étendue d'environ 4 à 5 centimètres seulement, lorsque, pendant une forte expiration, on ferme la bouche et les narines du malade.

Le 25 mai. Toute trace d'emphysème a disparu. Léger frisson, pas de fièvre ni le matin ni le soir. L'enrouement seul persiste encore. La plaie de la verge se cicatrise petit à petit. On note déjà quelques signes de rétrécissemeut au niveau du nouveau méat. Le jet de l'urine devient plus faible.

Rien de nouveau les jours suivants. Le 3 juin, à deux heures du matin, S...., échappant à la surveillance du veilleur de nuit, met à exécution ses projets de suicide et se pend pour la seconde fois.

Autopsie le 4 juin. Visage fortement congestionné. —Raie circulaire profonde au niveau du lien constricteur.

Le cartillage thyroïde est indemne : il est ossifié en partie.

Le cricoïde est fracturé à sa partie postérieure (chaton du cricoïde), mais elle n'intéresse pas toute sa hauteur ; la muqueuse laryngienne et le périchondre sont intacts. Cette fracture remonte à la première tentative de pendaison, mais le cal déjà formé avait dû se rompre lors de la seconde tentative. Elle est située à droite et à 2 ou 3 millimètres de la ligne médiane, puis elle se dirige en bas et en dehors, aboutissant au bord inférieur du cartilage, au-dessous de l'articulation des petites cornes du thyroïde, intéressant, par conséquent, toute la hauteur du chaton cricoïdien, qui était complètement ossifié.

La membrane thyro-cricoïdienne est le siége d'ecchymoses un peu en dehors de la ligne mediane et en avant, en ce point précisément où elle offre le moins de résistance, et où elle est traversée par les rameaux de l'artère laryngée et les branches du nerf laryngé externes. — Dans le point correspondant de la muqueuse laryngienne, on aperçoit les traces d'une cicatrice étoilée récemment formée, et rompue par la seconde pendaison. C'était donc par ce pertuis de la membrane crico-thyroïdienne, et non par la fracture du cartilage, que s'échappait l'air, ainsi que le prouve l'examen du périchondre et de la muqueuse, qui étaient intacts au niveau de la fracture.

L'estomac est le siége d'arborisations, disséminées par plaques dans toute l'étendue de la muqueuse et tranchant par leur coloration vive due à l'injection des vaisseaux sur la coloration parfaitement mate des parties voisines. La muqueuse duodénale, dans une étendue de 7 ou 8 centimètres à partir du pylore, est très-vivement injectée. Le reste du tube digestif et les autres organes ne présentent aucune lésion.

SECONDE PARTIE

Mécanisme. — Etiologie. — Symptômes. — Conclusions médico-légales.

MÉCANISME. — ÉTIOLOGIE.

Le mécanisme des fractures du larynx, suite de strangulation et de pendaison, est très-variable : un assez grand nombre d'auteurs ont cherché à les reproduire expérimentalement, mais les résultats auxquels ils sont arrivés n'ont pas élucidé complètement tous les points de la question que j'étudie.

M. Tardieu définit ainsi la strangulation : « Un acte de violence qui consiste en une constriction exercée directement soit autour, soit au devant du cou, ayant pour effet, en s'opposant au passage de l'air, de surprendre brusquement la respiration et la vie » (1). En somme, on voit d'après cette définition que la strangulation peut être le résultat : 1° de la striction d'un lien autour du cou ; 2° de la compression immédiate du larynx et de la trachée par la main. Dans les observations que je rapporte, il n'y a pas d'exemple de fractures du larynx produites par le premier de ces modes de strangulation. En effet, elles appartiennent toutes au

(1) A. Tardieu. Etude médico-légale sur la pendaison, la strangulation et la suffocation. Paris, 1870.

secondmode, c'est-à-dire à la pression digitale. Celle-ci, d'ailleurs, peut s'exercer de deux façons différentes, suivant que la main presse latéralement ou d'avant en arrière.

Cavasse (1), dans le second groupe des expériences qu'il a instituées, a reproduit le mécanisme de la pression latérale en saisissant le larynx entre le pouce d'un côté et les quatre doigts de l'autre. Il est arrivé ainsi à produire sans grande peine, surtout quand la pression était exercée près de son extrémité supérieure, la fracture du cartilage thyroïde, qui se brisait facilement en laissant entendre un craquement lorsqu'il était ossifié. Hénocque (2) a analysé 15 cas dans lesquels ce mécanisme (par pression latérale) est indiqué. C'est l'un des plus fréquents, ainsi qu'on peut facilement s'en convaincre en jetant un coup d'œil sur les observations qui précèdent.

Dans ce mode de strangulation, les ailes du thyroïde tendent à se fermer; mais elles résistent énergiquement grâce à leur élasticité, dit Hénocque. J'ajouterai que cette élasticité est très-diminuée par les progrès de l'ossification. Keiller (3), Helwig (4) et Gurlt (5) ont été moins heureux que Cavasse : en reproduisant le mécanisme par pression latérale, ils n'ont ainsi déterminé que des fissures.

Gurlt a pu produire des fractures du cartilage thyroïde par pression antéro-postérieure : il refoulait sur

(1) Cavasse. Thèse citée.

(2) Hénocque. Gazette hebdomadaire, 1868. n°s 39 et 40.

(3) Keiller. Edinb. med. journ., 1856, p. 824.

(4) Helwig. In Casper's Vierteljahrsch., Bd. XIX, 1861, p. 340. — In Soc. anat., p. 518 et 393, déc. 1861.

(5) Gurlt. In Handbuch der Knochenbruche, 2 vol., p. 316.

la partie antérieure de la colonne vertébrale le cartilage thyroïde en le pressant, d'une part, en ayant avec les deux pouces appliqués sur la pomme d'Adam, et d'autre part, en prenant avec les doigts un point d'appui sur la partie postérieure du cou. Le cartilage se brise alors par une exagération de l'écart normal de ses ailes.

Le cricoïde est rarement fracturé dans ces expériences. Il faut employer une force considérable pour arriver à briser ce cartilage. Ce fait nous explique la fréquence relativement considérable des fractures du thyroïde dans les cas de strangulation, eu égard aux fractures du cricoïde.

Bien plus difficile est l'explication du mécanisme des fractures du larynx par pendaison. C'est ici que nous trouvons le plus d'incertitude dans les expériences faites à ce sujet. Cavasse n'a pu obtenir la moindre fracture malgré des tractions énormes, et même en plaçant la corde de telle sorte, que le larynx pressé contre la colonne vertébrale, se trouve dans les conditions que nous avons déjà signalées à propos du cartilage thyroïde, où celui-ci se fracture par l'écartement de ses lames.

La résistance si grande que Malgaigne éprouvait à produire des fractures des os longs sur les cadavres tient à l'absence de contraction musculaire. C'est pour cela, ainsi qu'on l'a fait remarquer depuis longtemps, que les ivrognes, qui sont toujours dans une résolution musculaire plus ou moins complète, ne se font que rarement des fractures dans leurs chutes; c'est la même raison qui nous explique la difficulté qu'on éprouve à produire sur le cadavre des fractures du larynx. Casper dit : « Nous n'avons pas réussi à briser le larynx ni l'os hyoïde d'un cadavre d'adulte, même en employant la force la plus grande, force qui aurait certainement suffi pour amener une fracture sur le vivant, je n'hésiterais pas dans un cas où la putréfaction a effacé les signes de réaction vitale, à admettre que les fractures de l'os hyoïde et du larynx n'ont pas été produites après la mort. » (1).

La pendaison, pour la plupart des auteurs, est une cause relativement très-rare. Ce n'est pas dans les cas de suspension volontaire, ainsi que M. Caussé d'Alby l'a fait remarquer, mais à la suite d'exécution de criminels et des manœuvres violentes pratiquées par le bourreau, que se sont produites les fractures du larynx citées par Valsalva et Morgagni. Remer, sur 163 cas de suicide par pendaison, n'a observé qu'un cas de fracture du larynx. Encore, d'après Casper, ce dernier auteur n'a cité que des observations étrangères, qu'il qualifie lui-même comme n'étant pas toujours exactes.

M. le docteur Desprès a donné une explication qui, selon nous, rend un compte très-exact du mécanisme de la fracture du cartilage cricoïde dans le cas de pendaison. D'après lui, la corde comprime d'abord le cartilage thyroïde ; mais, comme ce cartilage est plus étroit à sa partie inférieure, elle glisse de haut en bas, par le fait de la pression. Elle s'arrête sur la membrane cricothyroïdienne, et comprime alors fortement le cartilage cricoïde : or, c'est précisément l'arc postérieur, le plus élevé, qui cède sous la pression de la corde.

L'observation XV (Desprès) porte à six le nombre des cas de fracture du larynx, suite de pendaison volontaire. (Remer, Male, Weis, Cazauvieilh, Helwig, Desprès).

(1) Casper, Méd. légale, t. II, p. 184.

J'ai groupé, dans le tableau suivant, les résultats statistiques que donnent mes observations :

1° *Strangulation, pression digitale.*

Marjolin...............	1 cas	thyroïde seul.
Ladoz................	1 »	id.
Rousset...............	1. »	thyroïde et cricoïde.
Piedagnel.............	1 »	thyroïde seul.
Martin-Damourette....	1 . »	id.
Langlet...............	1 »	id.
Langlet...............	1 »	cricoïde seul.
Fredet................	1 »	id.
Total......	8 cas.	Fractures du thyroïde seul : 5 cas. Fractures du cricoïde seul : 2 cas. Fractures du thyroïde et du cricoïde : 1 cas.

2° *Pendaison.*

Morgagni..............	1 cas	pas de désign. du siége.
Valsalva et Morgagni...	1 »	cricoïde seul.
Remer................	1 »	sans indication du siége.
Cazauvieilh...........	1 »	cricoïde seul.
Desprès...............	1 »	id.
Weis.................	1 »	id.
Total......	6 cas.	2 sans désigation de siége ; 4 cas de fracture du cricoïde seul.

Reste 1 cas de Langlet où il y a eu fracture compliquée du cricoïde et du thyroïde résultant probablement d'un mécanisme complexe de strangulation et de pendaison.

Je ne cite pas les résultats statistiques de Cavasse, qui embrasse toutes les fractures du larynx, et auquel j'ai d'ailleurs emprunté un grand nombre d'observations ayant trait aux cas spéciaux que j'étudie.

Ce tableau confirme parfaitement les quelques données expérimentales que nous avons : la pression digitale amène surtout des fractures du thyroïde ; la pendaison amène surtout des fractures du cricoïde. Cette remarque déjà faite par Fredet, n'est pas absolue. J'ai été surpris de trouver dans le livre de M. Tardieu que les fractures du larynx suite de strangulation sont si rares, qu'il ne lui a pas été donné d'en rencontrer une seule sur un total de 50 observations.

Dans l'immense majorité des cas, les fractures suite de strangulation sont produites : ou par une main homicide suivant le mécanisme de la pression digitale; ou bien lorsque, dans une rixe violente, l'un des combattants terrassé a eu le cou brutalement étreint par les mains de son adversaire.

Dans la discussion qui eut lieu à l'occasion de la présentation à la Société anatomique des pièces de M. Langlet, l'attention fut vivement portée sur ce fait que souvent les infirmiers, pour maîtriser l'agitation des aliénés, emploient des manœuvres brutales. Dans l'une de ces manœuvres parfaitement connue sous le nom de *coup du cou*, le malade est rapidement saisi à la gorge; l'étreinte violente, l'espèce d'angoisse qui l'accompagne, maintiennent facilement le patient. Mais, d'un autre côté, on comprend que ce procédé, dans des mains aussi inintelligentes que celles d'un infirmier, peut avoir pour résultat les faits déplorables signalés par M. Langlet.

A propos de l'empreinte de la corde et de son siége sur le cou des pendus, Remer (1) dit : « 47 procès-verbaux seulement ont indiqué la trace de la corde ou du lien qu'on avait employé. Sur 38 sujets, l'empreinte s'est trouvée entre le menton et le larynx; sur 7 elle était visible sur le larynx même, qui chez un d'eux avait été fracturé.

(1) Remer. Loc. cit.

M. Tardieu, réunissant tous les faits cités par Remer, Devergie, Casper et ceux qu'il a observés, est arrivé à un total de 143 cas, parmi lesquels la corde portait :

1° Entre le menton et le larynx,	117 fois.
2° Sur le larynx,	23 fois.
3° Au-dessous du larynx,	3 fois.

C'est dans les cas où la corde porte très-bas que la fracture a le plus de tendance à se produire, et le fait de M. Després, dont j'ai été témoin, le prouve parfaitement ; la corde portait au-dessous de la partie moyenne du cartilage thyroïde et avait glissé au niveau de la membrane crico-thyroïdienne. Peut-être la rareté des fractures tient-elle à ce que la corde porte presque toujours au-dessus du larynx.

Quel rôle maintenant joue l'ossification des cartilages dans la production des fractures? Elle est évidemment de nature à les favoriser. Le cartilage n'est-il pas ossifié, il semblerait alors que son élasticité ne permît guère la fracture. Voici ce que je trouve dans les observations où l'âge est noté :

Ladoz (obs. VII)...............	37 ans.
Rousset (obs. VIII)...........	26 »
Piedagnel (obs. IX)..........	30 »
Langlet (obs. XI)............	36 »
Langlet (obs. XII)............	38 »
Langlet (obs. XIII)...........	28 »
E. Fredet (obs. XIV).........	30 »
Després (obs. XV)............	58 »

Ainsi, c'est à un âge relativement peu avancé que se sont produites une partie des fractures. Dans le cas de M. Després, le cricoïde était complètement ossifié; le thyroïde ne l'était qu'incomplètement, aussi avait-il résisté

(2) Tardieu. Loc. cit.

plus efficacement. Dans quelques cas où l'âge n'est pas cité, il est évident qu'il s'agissait de personnes âgées chez lesquelles l'ossification était fort avancée.

Il faut l'avouer, l'ossification des cartilages du larynx suit une marche très-irrégulière. « C'est de 48 à 50 ans, dit Sappey (1), que leur ossification commence chez l'homme, et quelquefois plus tôt. » Plus loin il ajoute : « Chez l'homme, ce n'est qu'à un âge extrêmement avancé qu'on observe une ossification complète du cartilage thyroïde. Chez la femme, elle reste toujours incomplète, même dans les dernières périodes de la caducité. »

Segond (2), qui a étudié avec soin la question, dit que l'âge est une cause d'ossification; mais « le rapport entre le développement de cette ossification et une certaine époque de la vie est si variable, qu'il est impossible de ne pas admettre que d'autres causes président à ce changement d'état. A partir de la soixantième année, il est rare de ne pas trouver un commencement d'ossification dans certains points du cartilage; mais tandis qu'à 70 ans, par exemple, la transformation est complète, on trouve, au contraire, sur des larynx appartenant à des individus morts après 80 ans, une ossification très-imparfaite et bornée à certains points du cartilage. Il n'est pas douteux que les dispositions individuelles et certains états morbides doivent exercer une influence particulière sur cette transformation. »

Notons que l'ossification commence toujours par le cricoïde. Pour me résumer, je dirai que l'ossification

(1) Sappey. Anat. descriptive, t. IV, p. 402.

(2) Segond. Ossification des cartilages du larynx. Arch. gén. de méd., novembre 1847.

est une cause prédisposante, mais que, dans un grand nombre de faits, les fractures se produisent sur des cartilages très-peu ossifiés.

SYMPTOMES.

En étudiant les symptômes des fractures du larynx en général, j'ai été frappé de la justesse de cette remarque de Cavasse : « Le nombre des observations, déjà si restreint pour l'étude de la cause et du siége de ces fractures, diminue encore lorsqu'il s'agit de décrire les signes de cette lésion, attendu que la plupart des observateurs n'ont eu que des cadavres sous les yeux. » Cette appréciation, si vraie pour les fractures du larynx en général, s'applique encore mieux à ce groupe spécial des fractures du larynx, produites par strangulation et par pendaison.

Ni Morgagni et Valsalva, ni Weis, ni Remer, ni Cazauvieilh, dans les quelques faits qu'ils ont cités, ne pouvaient nous donner de renseignements au point de vue des symptômes, puisqu'ils n'ont reconnu les lésions caractéristiques qu'à l'ouverture des cadavres. Il en fut de même de l'observation VII (Ladoz), de l'observation VIII (Rousset), de l'observation X (Martin-Damourette). Les trois observations de M. Langlet, si intéressantes au point de vue des lésions et du mécanisme, ne donnent que peu de renseignements à ce sujet; mais il n'en est pas de même des autres observations, dont l'étude, au point de vue symptomatologique, offre un intérêt réel.

Ainsi, sans parler de ces fractures du larynx, survenues sous l'influence de causes très-complexes et très-violentes, telles que le passage d'une roue de voiture sur le cou, etc., etc., etc., comme nous en trouvons différents cas relatés, notamment par Cavasse; sans nous occuper des accidents graves qui leur ont succédé, telles que dyspnée, asphyxie, convulsions, etc., etc., je vais immédiatement entrer dans les quelques considérations qui me sont suggérées par les observations précédemment citées.

Tantôt le thyroïde a été seul fracturé, comme le prouvent les observations VI (Marjolin), IX (Piedagnel), XI (Langlet), qui donnent quelques renseignements sur les symptômes observés : tantôt le cricoïde a été seul fracturé; les observations XIII (Langlet), XV (Després), nous en donnent des exemples; d'autres fois, les cartilages thyroïdes et cricoïdes ont été brisés simultanément.

Si le cartilage thyroïde est seul brisé, la fracture se traduit par les signes suivants : la saillie de la pomme d'Adam est effacée lorsque la fracture est produite par pression antéro-postérieure; elle est ordinairement normale quand la pression est latérale. En effet, dans ce dernier cas, l'intégrité des aponévroses cervicales, de la muqueuse laryngienne et souvent du périchondre maintient les fragments en contact parfait, favorisant ainsi la formation du cal, si bien que toute intervention chirurgicale devient inutile.

La mobilité anormale devient presque toujours évidente (observation de Piedagnel) lorsqu'on fait exécuter à chacune des moitiés du cartilage thyroïde des mouvements en sens inverse, de haut en bas et de bas en haut. Suivant Cavasse, en promenant les doigts sur la région laryngienne, on détermine une rainure verticale. D'après lui, cette dernière manœuvre indiquerait plus sûrement le siége et la direction de la fracture. « Ce signe a été constant, dit-il, et facile à apprécier sur les cadavres soumis à mes expériences (1). Dans le fait du docteur Piedagnel, on sentait sur la ligne médiane une ligne dure qui, très-probablement, correspondait au cal linéaire en voie de formation.

La crépitation s'observe surtout lorsque le cartilage est ossifié ; dans le cas contraire, on ne perçoit qu'un simple frottement. La déformation, la mobilité anormale et la crépitation peuvent également manquer dans les cas de fractures incomplètes ou de fissures simples. Ces différents signes sont, en général, faciles à constater, à moins que la fracture ne soit compliquée d'engorgement considérable des parties voisines, de la peau, du tissu cellulaire sous-cutané; d'épanchements sanguins ou d'emphysème.

Mais il n'en est pas de même des fractures du cartilage cricoïde. Gibb, cité par E. Fredet, prétend qu'il n'y a guère que la fracture du cartilage thyroïde qui soit connue (2). La position du cartilage cricoïde, en effet, en rend l'exploration très-difficile, et il ne nous reste plus que des signes rationnels. Aussi, la fracture passe-t-elle quelquefois inaperçue, quand des complications ne viennent pas donner quelques présomptions. Dans l'observation de M. Desprès, la fracture du larynx ne fut diagnostiquée que par les commémoratifs et surtout la présence de l'emphysème. A l'autopsie, on trouva bien une fracture du cartilage cricoïde ; mais l'emphy-

(1) Cavasse. Loc. cit., p. 33.

(2) Georges Gibb. On diseases of the thrount, epiglottis and windpipe, London, 1860, 8, XII, p. 182.

sème avait été produit, non par la fracture elle-même, mais par une déchirure de la membrane crico-thyroïdienne; si bien que la lésion du cricoïde ne s'était en réalité traduite, pendant la vie, que par un peu de douleur, un peu d'aphonie, et l'expectoration de quelques crachats purulents.

L'une des observations de M. Langlet nous offre un exemple analogue (observation XIII) chez un aliéné de Bicêtre, qui ne présenta aucune déformation du larynx, aucune altération de la voix, et ne témoigna pas la moindre douleur. Le malade mourut d'une péritonite par perforation. A l'autopsie, on trouva une fracture du cartilage cricoïde qui, vraisemblablement, datait de trois mois, et dont le cal n'était pas formé. C'est surtout chez les aliénés que cette fracture passe le plus facilement inaperçue, surtout en raison du mauvais vouloir avec lequel ils rendent trop souvent compte des symptômes qu'ils éprouvent.

Ainsi, à côté des accidents formidables qui peuvent venir compliquer les fractures du cricoïde : œdème rapide de la glotte, luxations des cartilages arythénoïdes, suppuration, etc., etc. (E. Fredet. Observation XIV), on trouve d'autres cas dans lesquels la lésion se manifeste à peine pendant la vie. Aussi, ne doit-on pas partager complètement l'opinion de Gurlt, qui dit que, sur dix-neuf cas dans lesquels le cartilage cricoïde a été brisé, il n'a pas observé de guérison, et qui admet un pronostic constamment mortel. Quelques-uns des faits que j'ai cités me permettent d'avancer qu'il n'en est pas toujours ainsi, et que, si la guérison est rare, elle est du moins possible. Ne peut-on pas croire, d'ailleurs, que cette fracture est passée complètement inaperçue dans un certain nombre de cas favorables, sans que l'autopsie eût, par là même, permis de rectifier un faux diagnostic.

Le thyroïde et le cartilage cricoïde sont rarement fracturés simultanément. M. Langlet en rapporte cependant un cas. Les symptômes observés alors sont ceux des fractures du cartilage thyroïde en général, toujours parce que la difficulté de diagnostiquer la fracture du cricoïde reste la même. Seulement, les complications sont bien plus rapides et bien plus à craindre.

E. Fredet divise les fractures du larynx en fractures simples et en fractures compliquées. Je n'ai pas l'intention de parler de toutes les complications qui peuvent survenir; mais je tiens à signaler l'une de celles qui m'ont le plus vivement frappé dans le fait dont j'ai été témoin ; il s'agit de l'emphysème.

L'emphysème a été déjà signalé comme une complication des fractures du larynx en général. L'observation XIV (Fredet) et l'observation XV (Desprès) en contiennent deux exemples : dans la première, il s'étendit sur la partie antérieure du cou et la région présternale ; dans la seconde, il gagna toutes les parties latérales du cou et envahit le tissu cellulaire sous-cutané au niveau des grands pectoraux, jusqu'à la septième côte. Il n'en résulta aucun accident pour le malade, bien que, jusque dans les derniers jours, on ait senti la crépitation caractéristique, sur une étendue de moins en moins considérable, il est vrai. Cet emphysème était dû, ainsi que je l'ai dit, à la rupture de la membrane crico-thyroïdienne, et c'est là un fait intéressant au point de vue du diagnostic. Il ne faut donc pas attacher une importance trop absolue à l'emphysème, qui n'indique pas avec certitude, en l'absence de tout autre signe, une fracture du cartilage, et qui ne donne lieu qu'à des présomptions.

CONCLUSIONS MÉDICO-LÉGALES

Je terminerai ce travail par quelques conclusions de médecine légale.

1° Les fractures du larynx, dans la strangulation, constituent toujours, surtout lorsqu'elles sont accompagnées d'autres signes, une présomption très-forte en faveur de l'homicide volontaire ou par imprudence; car, dans aucun des cas de suicide par strangulation, les légistes n'ont cité de fractures des cartilages.

2° J'ai constaté l'impossibilité que tous les expérimentateurs ont éprouvée lorsqu'ils ont essayé de produire sur le cadavre des fractures des cartilages du larynx par le mécanisme de la pendaison, même en opérant des tractions très-fortes (Cavasse, Casper). Il faut donc admettre que ces lésions, lorsqu'elles se trouvent à l'autopsie, ont toujours été produites pendant la vie.

3° L'observation XV (Desprès), les observations de Male, Cazauvieilh, Helwig, Weiss, prouvent évidemment que les fractures du larynx et surtout celles du cartilage cricoïde peuvent se produire dans les cas de pendaison volontaire, sans qu'il y ait homicide.

Telles sont les trois conclusions importantes aux yeux du légiste, qu'on peut logiquement déduire des faits et des observations que nous avons mis sous les yeux du lecteur.

INDEX BIBLIOGRAPHIQUE.

MORGAGNI. — De sedibus et causis, epist. 19.

WEISS. — Comm. litt., ann. 1745, hebd. 24, I sub nº 7.

REMER. — Matériaux pour l'examen médico-légal de la mort par strangulation. Annales d'hygiène, t. IV, p. 171.

LADOZ. — Annales et bulletins. Soc. méd. de Gand, et Gazette médicale, 1838.

CAZAUVIEILH. — Du suicide et de l'aliénation mentale. Paris, 1840.

ROUSSET. — Gazette des tribunaux, août 1843.

MARJOLIN. — Cours de pathologie chirurgicale.

CAVASSE. — Essai sur les fractures traumat. du larynx. Thèse Paris, 1859.

LANGLET. — Bulletins Soc. anat., décembre 1866.

HÉNOCQUE. — Gazette hebdomadaire, nºs 39 et 40, 1868.

E. FREDET. — Quelques considérations sur les fractures traumatiques du larynx. Paris, Ad. Delahaye, 1868.

DESPRÈS. — Bull. Soc. anat., 1873, p. 423.

GIBB. — On diseases of the throat, epiglottis and windpipe. London, 1860.

HELWIG. — In Casper's Vierteljahrsch., Bd. XIX, 1861, p. 340 In Soc. anat., p. 518 et 393, déc. 1861.

GURLT. — In Handbuch der Knochenbruche, 2 vol., p. 316.

KEILLER. — Edinb. medic. journ., 1856, p. 824.

SEGOND. — Ossification des cartilages du larynx. Arch. gén. de méd., novembre 1847.

TARDIEU. — Etude médico-légale sur la pendaison, la strangulation. Paris, 1870.

CASPER. — Méd. légale, t. II.

…is. A. Parent, imprimeur de la Faculté de Médecine, rue M^r-le-Prince, 31

www.ingramcontent.com/pod-product-compliance
Lightning Source LLC
LaVergne TN
LVHW021528140926
848035LV00047B/1241
* 9 7 8 2 0 1 9 6 5 2 7 0 8 *